U0249778

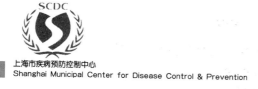

上海市疾病预防控制中心
Shanghai Municipal Center for Disease Control & Prevention

H7N9禽流感问答

H7N9 QINLIUGAN WENDA

上海市疾病预防控制中心
主 编 吴 凡 袁政安

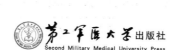

第二军医大学出版社
Second Military Medical University Press

图书在版编目（CIP）数据

H7N9禽流感问答/吴凡，袁政安主编. 一上海：第
二军医大学出版社，2013.4
ISBN 978-7-5481-0601-2

Ⅰ. ①H… Ⅱ. ①吴…②袁… Ⅲ. ①禽病－
流行性感冒－人畜共患病－防治－问题解答 Ⅳ.
①R511.7-44

中国版本图书馆CIP数据核字（2013）第075080号

出 版 人 陆小新
策划/责编 高敬泉

H7N9 禽流感问答
主 编 吴 凡 袁政安
第二军医大学出版社出版发行
上海市翔殷路 800 号 邮政编码：200433
发行科电话/传真：021-65493093
http://www.smmup.cn
全国各地新华书店经销
江苏句容排印厂印刷
开本：850×1168 1/32 印张：2.5 字数：40 千字
2013 年 4 月第 1 版 2013 年 4 月第 1 次印刷
ISBN 978-7-5481-0601-2/R·1379

定价：10.00 元

　　H7N9 禽流感是一种新型禽流感，于 2013 年 3 月底在上海和安徽两地率先被发现。人感染 H7N9 禽流感是由全球首次发现的新亚型禽流感病毒引起，目前已纳入我国法定报告传染病监测报告系统。被该病毒感染者在早期均出现发热、咳嗽等症状，重症病人病情发展迅速，可表现为重症肺炎，甚至导致死亡。经调查，H7N9 禽流感病毒基因来源于东亚地区野鸟和中国上海、浙江、江苏鸡群的基因重配而成。

　　流行病学调查研究提示，活禽市场暴露是人感染 H7N9 禽流感发病可能的危险因素，携带病毒的家禽及其排泄物、分泌物可能是人感染 H7N9 禽流感病毒重要的传染来源。为了做好该疾病的有效预防与控制，让大家了解相关的卫生常识，科学防控，避免恐慌，促进公众形成正确的疾病预防行为，我们特组织有关专家，针对公众和社会关注的热点问题，结合对该疾病认识的进展，编写了这本《H7N9 禽流感问答》。

本书力求科学性与实用性，用通俗易懂的问答式方法来解答有关 H7N9 禽流感方面的预防与治疗的知识，不但对 H7N9 禽流感有比较详细、正确的说明，而且对于流感、禽流感的基础知识、相关症状、传染途径、预防及治疗措施等，也都有比较详细的介绍。

由于时间仓促，对 H7N9 禽流感的认识还在变化中，因此本书定会存在一些不足，欢迎读者提出宝贵意见，使之及时更新完善。

编　者
2013 年 4 月 17 日

目　录

三、H7N9 禽流感

附 录

一、流感

H7N9

1. 什么是流感

　　流感，即流行性感冒，是由流感病毒引起的一种急性呼吸道传染病。其传染性强，发病率高，容易引起暴发流行或大流行。主要通过含有病毒的飞沫进行传播，人与人之间的接触或与被污染物品的接触也可以传播。冬、春季节高发。

　　典型的临床特点是起病突然，畏寒、寒战，高热，体温可达 39 ~ 40℃，伴头痛、全身肌肉关节酸痛、极度乏力、食欲减退等全身症状，常有咽喉痛、干咳，可有鼻塞、流涕等。

　　本病具有自限性，如无并发症，多于发病 3 ~ 4 天后症状好转，但咳嗽、体力恢复常需 1 ~ 2 周。轻症者如普通感冒，症状轻，2 ~ 3 天可恢复。但在婴幼儿、老年人和存在心、肺基础性疾病的病人，容易并发肺炎等严重并发症而导致死亡。

2. 流感与普通感冒有什么区别

　　感冒，俗称伤风，医学上称之为急性鼻炎或上呼吸道感染。其主要特征是病原体复杂多样，多种病毒、支原体和少数细菌都可以引起，每次发病可以由不同的病原体引起，一个人在一年中可以多次患感冒，一般无发热等明显的全身症状，而主要有打喷嚏、流鼻涕等卡他症状。

　　流感则完全不同，病原体为流感病毒，它的流行一般发生在冬、春两季，国外一些大城市在夏季流行也不罕见。发病没有诱因，一年中不会多次发病。它最大的特点是发病快、传染性强、发病率高，病人常会有高热、寒战，有头痛，全身肌肉、关节酸痛等全身症状；老年人伴有慢性呼吸道疾病、心脏病者，还会并发肺炎、心肌炎，甚至造成死亡。

3. 流感分哪几型

流感根据病毒种类的不同分为甲（A）、乙（B）、丙（C）三型。由于甲型流感病毒最容易发生变异，所以甲型流感最多见。

4. 流感的传染源是什么

病人是主要传染源。隐性感染者一般出现在有部分免疫的人群中，其排毒时间短，排毒量不大，是次要传染源。但隐性感染者在流行期和非流行期均大量存在，人数比病人多，其活动如常，不受限制，易在人群中起传播作用。

5. 流感的传播途径是什么

　　流感是经过空气飞沫传播的。流感病人和隐性感染者的呼吸道分泌物中含有大量的流感病毒，一般每毫升分泌物含有 100 万个病毒颗粒。当他们打喷嚏、咳嗽和讲话的时候，流感病毒随着飞沫排出。一次咳嗽或喷嚏可喷出 10 万个以上的飞沫，其中直径 0.5~1 000 微米的飞沫，喷射距离可达 1.5 米。因此，易感者同流感传染源近距离接触、谈话时，很容易直接吸入喷射出来的飞沫而被感染。流感病毒在空气中可以形成气溶胶或飞沫核，引起传播。

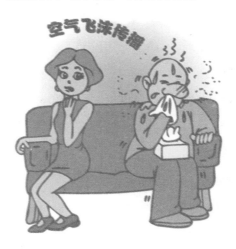

空气飞沫传播

6. 流感发病的诊断标准是什么

需要考虑流感的临床情况：

（1）在流感流行时期，出现下列情况之一，需要考虑是否为流感。

1）发热伴咳嗽和（或）咽痛等急性呼吸道症状。

2）发热伴原有慢性肺部疾病急性加重。

3）婴幼儿和儿童发热，未伴其他症状和体征。

4）老年人（年龄≥65岁）新发生呼吸道症状，或出现原有呼吸道症状加重，伴或未伴发热。

5）重症病人出现发热或低体温。

（2）在任何时期，出现发热伴咳嗽和（或）咽痛等急性呼吸道症状，并且可以追踪到与流感相关的流行病学史，如病人发病前7天内曾到有流感暴发的单位或社区；与流感可疑病例共同生活或有密切接触；从有流感流行的国家或地区旅行归来等。

具有临床表现，以下1种或1种以上的病原学检测结果呈阳性者，可以确诊为流感。

（1）流感病毒核酸检测阳性（可采用 Real-time RT-PCR 和 RT-PCR 方法）。

（2）流感病毒快速抗原检测阳性（可采用免疫荧光法和胶体金法），需结合流行病学史作综合判断。

（3）流感病毒分离培养阳性。

（4）急性期和恢复期双份血清的流感病毒特异性 IgG 抗体水平呈 4 倍或 4 倍以上升高。

7. 流感的治疗原则是什么

流感病人的治疗原则一般采用对症治疗。因地制宜，就地适当隔离、休息，多喝开水，房间多通风和消毒，对症治疗以减轻症状和控制细菌性继发感染。发病早期（48 小时之内）可服用抗流感病毒药物。严重病人如严重肺炎、呼吸极度困难、高热不退等，需住院治疗。

8. 为什么流感不易预防与控制

　　流感病毒是引起流感的病原体，可分为甲（A）、乙（B）、丙（C）三型。其特点是容易发生变异，其中甲型流感病毒最容易发生变异，可感染人和多种动物，为人类流感的主要病原体，常引起大流行和中小流行；乙型流感病毒变异较少，可感染人类，引起爆发或小流行；丙型流感病毒较稳定，可感染人类，多为散发病例。

　　由于甲型流感病毒经常发生抗原变异，使得人类对其感染性不易掌握，使已有的疫苗预防性能下降，甚或无效，所以变异的甲型流感病毒感染人类时，其传染性大，且传播迅速，极易发生大范围流行。

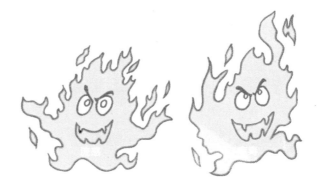

9. 流感大流行警告级别有几级

世界卫生组织规定,流感大流行警告共有六大级别。

一级：流感病毒在动物间传播，未出现人感染的病例。

二级：流感病毒在动物间传播，这类病毒曾造成人类感染，因此被视为流感流行的潜在威胁。

三级：流感病毒在动物间或人与动物间传播，这类病毒已造成零星或者局部范围的人感染病例，但未出现人际间传播的情况。

四级：流感病毒在人际间传播并引发持续性疫情。在这一级别下,流感蔓延风险较上一级别"显著增加"。

五级：同一类型流感病毒在同一地区（比如北美洲）至少两个国家人际间传播，并造成持续性疫情。尽管大多数国家在这一级别下仍不会受到显著影响，但五级警告意味着大规模流感疫情正在逼近，应对疫情采取措施的时间已经不多。

六级：同一类型流感病毒的人际间传播发生在两个或者两个以上地区。这一级别意味着全球性疫情正在蔓延。

10. 20 世纪起曾发生过的流感大流行

见表 1。

表 1 20 世纪起曾发生过的流感大流行

年份	俗称与亚型	来 源	影 响
1918	西班牙流感,与猪流感病毒类似的 H1N1 病毒	很大可能是由当时流行在人或猪的人流感病毒株和其他哺乳动物流感病毒株重配产生	大流行,4 000 万 ~ 5 000 万人死亡
1957	亚洲流感,H2N2	由人流感病毒与禽流感病毒通过基因重配产生,HA、NA 和 PB1 3 个基因均源于禽流感病毒,其余的基因片段来自当时人群的人流感病毒	大流行,约 100 万人死亡。随着 H2N2 病毒的出现,之前的 H1N1 病毒便不再继续流行于人群当中
1968	香港流感,H3N2	人流感病毒与禽流感病毒通过基因重配产生。HA、PB1 基因来自禽流感病毒,其余基因来自当时人群的人流感病毒	大流行,有 100 万 ~ 300 万人死亡。H3N2 病毒出现后,H2N2 不再继续在人群中流行
1977	俄罗斯流感,H1N1	HA 与 NA 的病原学与分子学特征均与 1957 年以前流行的流感病毒极其相似	是否属于大流行尚未取得一致的看法,但是直接造成了目前 H1N1 与 H3N2 共同流行的局面
2009	墨西哥流感,H1N1	大部分基因(PA、PB1、PB2、HA、NP、NS)与 20 世纪 90 年代北美流行的猪流感病毒基因非常相似,NA 和 M 基因片段则来源于欧亚 H1N1 猪流感病毒株	大流行,涉及范围广,感染率高,但此次流感流行的病死率很低,约为 0.4%

二、禽流感

H7N9

11. 什么是禽流感

　　禽流感，全称为鸟禽类流行性感冒，是由病毒引起的动物传染病；通常只感染鸟类，少见情况会感染猪。禽流感病毒高度针对特定物种，但在罕有情况下会跨越物种障碍感染人。

　　按病毒类型的不同，禽流感可分为高致病性、中致病性和低／非致病性禽流感三大类。高致病性禽流感最为严重，主要为 H5 和 H7 亚型的一些病毒株，在禽类能引起严重的疾病。

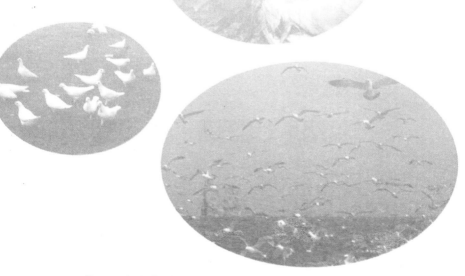

12. 禽流感病毒和普通流感病毒有什么不同

　　高致病性禽流感病毒与普通流感病毒虽属于甲型流感病毒，但分属不同亚型。在低温条件下抵抗力较强，0～4℃可存活数周，−70℃以下可长期保存；但不耐热，56℃加热30分钟可灭活，100℃2分钟完全可以杀死病毒。禽流感和普通流感病毒感染各自需要一定的受体，形成自然的"种间隔离"。一般情况下，禽流感病毒不能突破种间障碍。

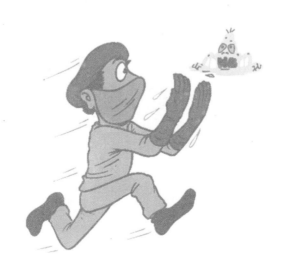

13. 禽流感病毒与 SARS 病毒有何不同

　　禽流感病毒不同于 SARS 病毒。SARS 病毒属于冠状病毒科，而禽流感病毒属于正黏病毒科，两者是完全不同的两种病毒。禽流感病毒目前尚无人传染人的确切证据。感染人的禽流感病毒是一种变异的新病毒，均属于甲型流感的亚型。

　　SARS 病毒很可能来源于动物，由于外界环境的改变和病毒适应性的增加而跨越种系屏障传染给人类，并实现了人与人之间的传播。

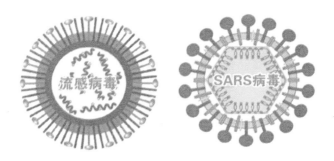

14. 禽流感病毒是怎么分类与命名的

禽流感病毒可按病毒表面的血凝素（H）和神经氨酸苷酶（N）的糖蛋白进行分类，分为 16 个 H 亚型（H1 ～ H16）和 9 个 N 亚型（N1 ～ N9）。根据 H 和 N 的组合不同，其血清型有 H1N1、H4N2、H5N1、H5N2、H7N2、H7N9、H9N2 等，并据此命名，其中最受关注的是含 H5 和 H7 血凝素的禽流感病毒。

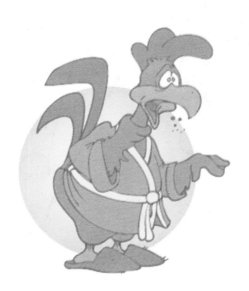

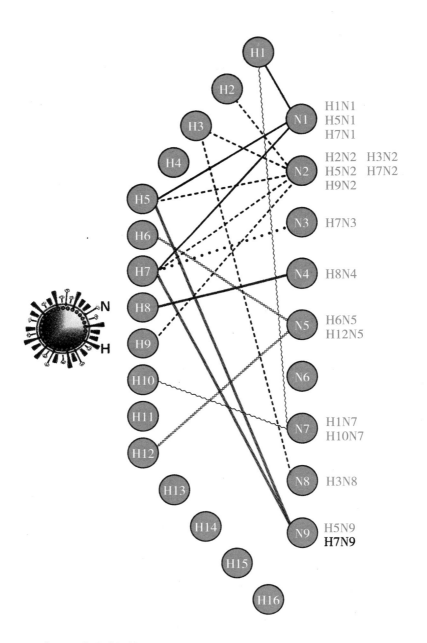

H1

H2

H3

H4

H5

H6

H7

H8

H9

H10

H11

H12

H13

H14

H15

H16

N1   H1N1
      H5N1
      H7N1

N2   H2N2   H3N2
      H5N2   H7N2
      H9N2

N3   H7N3

N4   H8N4

N5   H6N5
      H12N5

N6

N7   H1N7
      H10N7

N8   H3N8

N9   H5N9
      H7N9

N

H

15. 什么是高致病性禽流感

禽流感病毒属于甲型流感病毒，而甲型流感病毒有 16 个 H 亚型和 9 个 N 亚型。高致病性禽流感是由 H5N1 血清型引起的禽流感，其发病率和病死率都很高，危害巨大。此外，H7N2、H9N2 亚型引起的禽流感，其严重度仅次于 H5N1 亚型。

16. 哪些动物可能会发生高致病性禽流感

禽流感病毒广泛分布于世界范围内的许多家禽，包括鸡、火鸡、珍珠鸡、石鸡、鹧鸪、鸵鸟、鸭、雉、鹌鹑、鸽、鹅和野禽（鸭、鹅、燕鸥、天鹅、鹭、海鸠、海鹦和鸥等）。其中，禽流感对家养的鸡和火鸡危害最为严重。近几年来，感染鸭也出现大批死亡。

17. 鸡蛋是否能传播高致病性禽流感

我国目前流行的高致病性禽流感的潜伏期很短，几乎不表现临床症状就大批发病死亡。通常，家禽一旦感染上高致病性禽流感病毒，产蛋率会急剧下降；大多数患高致病性禽流感的鸡甚至来不及产蛋就已经死亡，而且一旦发现疫情，就对疫区的病禽及其易感禽进行了全部扑杀和无害化处理，使市售的鸡蛋中含禽流感病毒的可能性非常小。权威的《禽病学》教科书认为，没有证据发现高致病性禽流感病毒会发生垂直传播（即病原体经母体传给子代的过程）。虽然有报道说在实验室经人感染的鸡所下的蛋中发现禽流感病毒，但禽流感病毒抵抗力不强，对病毒本身的灭活并不困难，煮熟的鸡蛋即已杀灭了全部病原体。如果鸡胚中受到禽流感病毒感染，在孵化期间鸡胚也不可能存活，通过雏鸡垂直传播的可能性极小。

18. 禽流感为什么会从禽类传染到人类

初步认为，人感染禽流感病毒主要是通过以下方式：

（1）直接接触感染了禽流感病毒的病禽。

（2）直接接触病毒污染了的禽类产品。

（3）极个别的人禽流感病例是因为接触了另外一名禽流感病例而感染，但是，人间传播仅限于此，没有继续下去。

感染了禽流感病毒的禽类可以通过呼吸道分泌物、唾液和粪便排泄出大量的病毒，而且病毒可以在低温、低湿、水中存活数天至数周。人可以通过呼吸道吸入，或通过密切接触感染的家禽分泌物和排泄物、受病毒污染的物品和水等感染禽流感病毒，直接接触病毒也可以感染。

19. 已使人类发病的禽流感有哪几型

早在 1980 年，美国即有禽流感病毒 H7N7 感染人类引起结膜炎的报道。1997 年，我国香港特别行政区首次发生 H5N1 型人禽流感。此后， H5N1 型禽流感病例主要在亚洲部分地区和非洲东北地区流行，导致人类患病和死亡，为最受关注的禽流感病毒亚型。

其他禽流感亚型，包括 H7N1、H7N2、H7N3、H9N2 等，也感染过人类。但大多数人类感染均为轻微的上呼吸道症状，有的甚至没有临床症状。

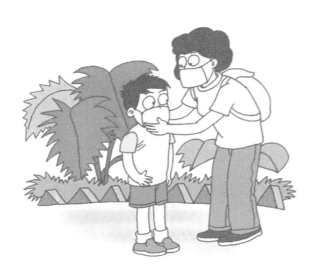

20. 禽流感病毒的抗灭活能力如何

　　禽流感病毒普遍对热敏感，对低温抵抗力较强。65℃加热 30 分钟或煮沸（100℃）2 分钟以上可灭活禽流感病毒。病毒在较低温度粪便中可存活 1 周，在 4℃水中可存活 1 个月，对酸性环境有一定抵抗力，在 pH 值 4.0 的条件下也具有一定的存活能力。在有甘油存在的情况下可保持活力 1 年以上。

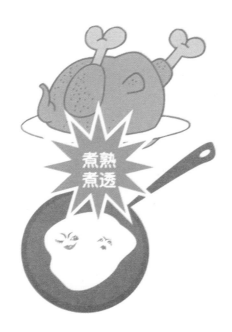

21. 禽流感会人传人吗

　　人体感染禽流感病毒，全球给予了很大关注，因为越来越多的国家和地区有了从禽流感感染人的报道。必须承认，禽流感病毒在自然传播的过程中会侵袭到人，但由于病毒感染需要一定的受体，受体的不同形成了自然的"种间隔离"。正是由于"种间隔离"的存在，人体感染禽流感病毒的概率是很小的，虽然目前有人感染的病例，但并不足以证明禽流感病毒已经突破了"种间隔离"。

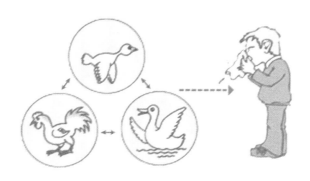

22. 禽流感感染的高危人群有哪些

人禽流感的高危人群包括：

（1）从事家禽养殖业者。

（2）1周内去过家禽饲养、销售及宰杀等场所。

（3）接触过禽类尤其是病、死禽类动物者。

（4）接触禽流感病毒感染材料的兽医人员。

23. 人患禽流感的潜伏期有多长

禽流感潜伏期从几小时到几天不等，其长短与病毒的致病性、感染病毒的数量、感染途径和被感染禽的种类有关。人患禽流感潜伏期一般为1～3天，通常在7天以内。

24. 禽流感的传播途径有哪些

　　禽流感的传播有病禽直接接触和病毒污染物间接接触两种。禽流感病毒存在于病禽和感染禽的消化道、呼吸道和禽体脏器组织中，因此，病毒可随眼、鼻、口腔分泌物及粪便排出体外，含病毒的分泌物、粪便、死禽尸体污染的任何物体，如饲料、饮水、禽舍、空气、笼具、饲养管理用具、运输车辆、昆虫以及各种携带病毒的鸟类等均可机械性传播。健康禽可通过呼吸道和消化道感染，引起发病。

　　禽流感病毒可以通过空气传播，候鸟（如野鸭）的迁徙可将禽流感病毒从一个地方传播到另一个地方，通过污染的环境（如水源）等可造成禽群的感染和发病。带有禽流感病毒的禽群和禽产品的流通可以造成禽流感的传播。

　　人感染禽流感主要经呼吸道传播，但是能否通过消化道、血液、黏膜等途径传播尚未确定。目前绝大多数研究证据表明，通过密切接触感染的禽类及其分泌物、排泄物，受病毒污染的水等，以及直接接触病毒毒株可被感染。目前尚无明确的人与人之间传播的证据。

25. 人禽流感的临床表现有哪些

　　不同亚型的禽流感病毒感染人类后产生不同的临床症状。H9N2 亚型的感染病人通常仅有轻微的上呼吸道症状，H7N7 亚型的感染者主要表现为结膜炎，而重症一般出现在 H5N1 病毒感染。可发生于任何年龄段，无性别差异，多呈急性起病，早期表现类似一般流感：主要为发热，39 ℃以上，时间一般为 3 ~ 4 天，可伴有流涕、鼻塞、咳嗽、咽痛、头痛和全身不适。部分病人可有恶心、腹痛、腹泻、稀水样便等消化道症状。重症病人病情发展迅速，可出现肺炎、急性呼吸窘迫综合征、肾衰竭、败血症、休克及 Reye 综合征等多种并发症。

　　12 岁以下儿童感染 H5N1 禽流感病毒后发病率较高，病情较重，预后较差，患儿多死于多器官功能衰竭。重症病人可有肺部实变体征。

26. 人禽流感的诊断标准是什么

流行病学接触史：

（1）发病前1周内曾到过疫点。

（2）有病死禽接触史。

（3）与被感染的禽或其分泌物、排泄物等有密切接触。

（4）与禽流感病人有密切接触。

（5）实验室从事有关禽流感病毒研究。

有以上流行病学接触史和临床表现，从病人呼吸道分泌物标本或相关组织标本中分离出特定病毒，或采用其他方法，如禽流感病毒亚型特异抗原或核酸检查阳性，或发病初期和恢复期双份血清禽流感病毒亚型毒株抗体滴度4倍或4倍以上升高者，可以确诊。

在流行病学史不详的情况下，根据临床表现、辅助检查和实验室检查结果，特别是从病人呼吸道分泌物或相关组织标本中分离出特定病毒，或采用其他方法，如禽流感病毒亚型特异抗原或核酸检查阳性，或发病初期和恢复期双份血清禽流感病毒亚型毒株抗体滴度4倍或4倍以上升高，可以诊断病例。

27. 人禽流感的预后如何

人禽流感的预后与感染的病毒亚型有关，感染H9N2、H7N7 者，大多预后良好；而感染 H5N1 者预后较差，病死率较高。

影响预后的因素除与感染的病毒亚型有关外，还与病人年龄，是否有基础性疾病，治疗是否及时，以及是否发生并发症等有关。

28. 禽流感是否是我国法定的传染病

禽流感已被国际兽医局列为甲类传染病，被我国农业部列为甲类监测传染病。人感染高致病性禽流感被列为我国乙类法定传染病。

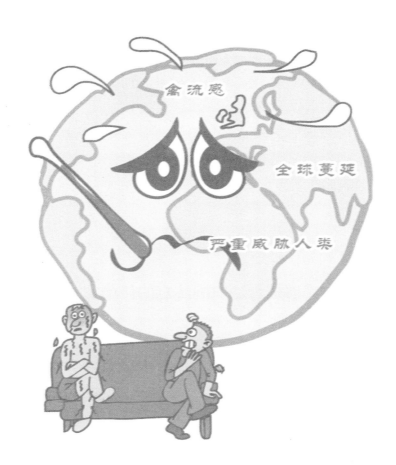

三、H7N9禽流感

29. H7N9 是一种什么样的病毒

　　根据禽流感病毒表面的血凝素（H）和神经氨酸苷酶（N）糖蛋白的组合不同，其血清型有多种组合，H7N9 禽流感病毒就是其中的一种。H7N9 禽流感病毒既往仅在禽间发现，在荷兰、日本及美国等地曾发生过禽间暴发疫情，但未发现过感染人的情况。

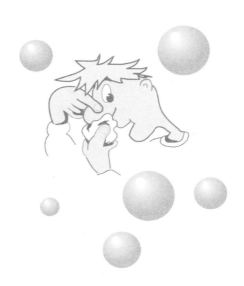

30. 全球曾发生的人类感染 H7 流感病毒的病例有多少

　　自 1996 年至 2012 年，荷兰、意大利、加拿大、美国、墨西哥、英国都报道过人类感染 H7 流感病毒的病例（表1）。大部分感染和家禽中暴发的流感有关。这些感染主要导致结膜炎和轻度上呼吸道症状。唯一的一宗死亡病例发生在荷兰。在此之前，我国并未有人感染 H7 流感病毒的报道。

表1　1996—2007 年甲型流感病毒 H7 亚型的人感染病例

发生地区	年份	亚型	致病性	感染人数	症　状
英国（英格兰）	1996	H7N7	低致病性	1	结膜炎
美国（维吉尼亚）	2002	H7N2	低致病性	1	呼吸道感染
美国（纽约）	2003	H7N2	低致病性	1	呼吸道感染
意大利	2002–2003	H7N3	低致病性	7	结膜炎，呼吸道感染
荷兰	2003	H7N7	高致病性	89	结膜炎，呼吸道感染
加拿大（不列颠哥伦比亚）	2004	H7N3	低/高致病性	2	结膜炎，呼吸道感染
英国（诺福克）	2006	H7N3	低致病性	1	结膜炎
英国（威尔士）	2007	H7N2	低致病性	4	结膜炎，呼吸道感染

31. 流感 H7N9 病毒与 H1N1、H5N1 病毒有何区别

H7N9、H1N1、H5N1 病毒都是甲型流感病毒，但它们有明显区别：H7N9 和 H5N1 被认为是动物流感病毒，只是偶尔会感染人类；H1N1 病毒可分为通常感染人类与通常感染动物的两种。

32. 人是如何感染 H7N9 病毒的

目前，由于人感染病毒的暴露源尚不清楚，因此我们现在也不清楚上述问题的答案。但病毒基因分析表明，尽管病毒是由禽流感病毒演变而来，却显示出可适应在哺乳动物中生长的特性。这些适应包括，与哺乳动物细胞结合的能力，以及在接近哺乳动物正常体温的温度下生长（哺乳动物的正常体温低于禽类）。

33. H7N9 禽流感的传染源是什么

目前已经在禽类及其分泌物或排泄物分离出 H7N9 禽流感病毒，与人感染 H7N9 禽流感病毒高度同源。传染源可能为携带 H7N9 禽流感病毒的禽类。但现尚无人际传播的确切证据。

34. H7N9 禽流感的传播途径有哪些

H7N9 禽流感既可经呼吸道传播，也可通过密切接触感染的禽类分泌物或排泄物，或直接接触病毒而传染。

35. H7N9 禽流感是否能在人与人之间传播

目前还没有证据表明 H7N9 禽流感能在人与人之间传播。

36. H7N9 禽流感的潜伏期有多长

根据流感的潜伏期及现有 H7N9 禽流感病毒感染病例的调查结果，其潜伏期一般为 7 天以内。

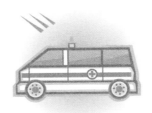

37. 哪些人容易感染 H7N9 禽流感

目前尚无确切证据显示人类对 H7N9 禽流感病毒易感。

38. 哪些人是感染 H7N9 禽流感的高危人群

在发病前 1 周内接触过禽类者，例如从事禽类养殖、贩运、销售、宰杀、加工业等人员为高危人群。

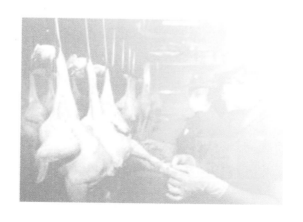

39. 人感染 H7N9 禽流感的一般表现有哪些

病人一般表现为流感样症状，如发热、咳嗽、少痰，可伴有头痛，肌肉、关节酸痛和全身不适。重症病人病情发展迅速，多在 5～7 天出现重症肺炎，体温大多持续在 39℃以上，呼吸困难，可伴有咯血痰；可快速进展为急性呼吸窘迫综合征（ARDS）、脓毒症、感染性休克，甚至多器官功能障碍；部分病人可出现纵隔气肿、胸腔积液等。

40. 人感染 H7N9 禽流感的血常规有何变化

白细胞总数一般不高或降低。重症病人多有白细胞总数及淋巴细胞减少，可有血小板降低。

41. 人感染 H7N9 禽流感有何生化指标异常

多有肌酸激酶（CK）、乳酸脱氢酶（LDH）、天门冬氨酸氨基转移酶（AST）、丙氨酸氨基转移酶（ALT）升高，另外有的病人 C 反应蛋白（CRP）升高，肌红蛋白（Mb）可升高。

42. 人感染 H7N9 禽流感后胸部影像学表现有哪些

发生肺炎的病人肺内出现片状影像。重症病人病变进展迅速，呈双肺多发毛玻璃影及肺实变影像，可合并少量胸腔积液。发生急性呼吸窘迫综合征时，病变分布广泛。

43. 人感染 H7N9 禽流感如何进行病原学检测

抗病毒治疗之前必须采集病人呼吸道标本送检（如鼻咽分泌物、口腔含漱液、气管吸出物或呼吸道上皮细胞）。有病原学检测条件的医疗机构应尽快检测，无病原学检测条件的医疗机构应留取标本送指定机构检测。

（1）甲型流感病毒抗原筛查：呼吸道标本甲型流感病毒抗原快速检测，阳性者仅可作为初筛实验。

（2）核酸检测：对病人呼吸道标本采用 Real-time PCR（或 RT-PCR）检测 H7N9 禽流感病毒核酸。

（3）病毒分离：从病人呼吸道标本中分离 H7N9 禽流感病毒。

（4）动态检测双份血清：病人血清 H7N9 禽流感病毒特异性抗体水平呈 4 倍或 4 倍以上升高。

44. 人感染 H7N9 禽流感的预后如何

　　人感染 H7N9 禽流感重症病人预后差。初步统计目前国内死亡的病例，从整个发病到死亡时间看，平均经历 13 天；而从发病到加重，经历的时间平均是 7.2 天；从加重到死亡，平均仅为 5.6 天。

　　影响预后的因素可能还包括病人年龄、基础性疾病、合并症等。

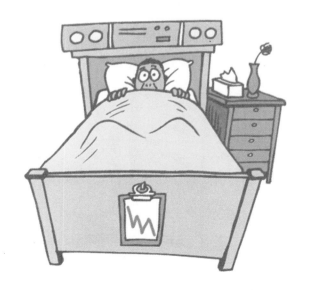

45. 如何诊断人感染 H7N9 禽流感

　　根据流行病学接触史（发病前 1 周内与禽类及其分泌物、排泄物等有接触史）、临床表现及实验室检查结果，可作出人感染 H7N9 禽流感的诊断。

　　在流行病学史不详的情况下，根据临床表现、辅助检查和实验室检测结果，特别是从病人呼吸道分泌物标本中分离出 H7N9 禽流感病毒，或 H7N9 禽流感病毒核酸检测阳性，或动态检测双份血清 H7N9 禽流感病毒特异性抗体水平呈 4 倍或 4 倍以上升高，可作出人感染 H7N9 禽流感的诊断。

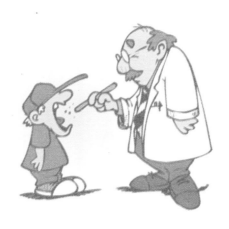

46. 人感染 H7N9 禽流感的诊断标准是什么

（1）疑似病例：符合上述临床表现，甲型流感病毒抗原阳性，或有流行病学接触史。

（2）确诊病例：符合上述临床表现，或有流行病学接触史，并且呼吸道分泌物标本中分离出 H7N9 禽流感病毒，或 H7N9 禽流感病毒核酸检测阳性，或动态检测双份血清 H7N9 禽流感病毒特异性抗体水平呈 4 倍或 4 倍以上升高。

重症病例：肺炎合并呼吸功能衰竭或其他器官功能衰竭者为重症病例。

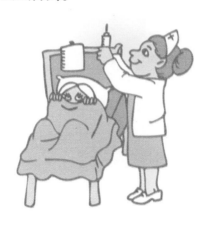

47. 人感染 H7N9 禽流感需与哪些疾病鉴别

应注意与人感染高致病性 H5N1 禽流感、季节性流感（含甲型 H1N1 流感）、细菌性肺炎、传染性非典型肺炎（又称 SARS）、新型冠状病毒肺炎、腺病毒肺炎、衣原体肺炎、支原体肺炎等疾病进行鉴别诊断。鉴别诊断主要依靠病原学检查。

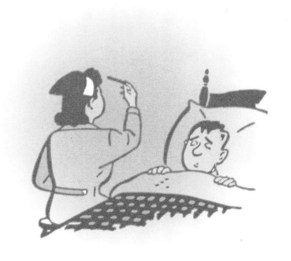

48. 人感染 H7N9 禽流感的治疗原则是什么

（1）对临床诊断和确诊病人应进行隔离治疗。

（2）对症治疗：可吸氧，应用解热药、止咳祛痰药等。

（3）抗病毒治疗：应尽早应用抗流感病毒药物。

（4）中医药治疗。

（5）加强支持治疗和预防并发症。注意休息，多饮水，增加营养，给予易消化的饮食。密切观察，监测并预防并发症。抗菌药物应在明确继发细菌感染时或有充分证据提示继发细菌感染时使用。

（6）重症病例的治疗：对出现呼吸功能障碍者给予吸氧及其他相应呼吸支持，发生其他并发症的病人应积极采取相应治疗。

49. 人感染 H7N9 禽流感抗病毒药物使用原则

（1）在使用抗病毒药物之前应留取呼吸道标本。

（2）抗病毒药物应尽量在发病 48 小时内使用。重点在以下人群中使用：

1）人感染 H7N9 禽流感病例。

2）甲型流感病毒抗原快速检测阳性的流感样病例。

3）甲型流感病毒抗原快速检测阴性或无条件检测的流感样病例，具有下列情形者，亦应使用抗病毒药物：

A. 有密切接触的人员（包括医护人员）出现流感样症状者，发生聚集性流感样病例及在 1 周内接触过禽类的流感样病例。

B. 有基础性疾病（如慢性心肺疾病）、高龄、孕妇等流感样病例。

C. 病情快速进展及临床上认为需要使用抗病毒药物的流感样病例。

D. 其他不明原因的肺炎病例。

（3）对于临床认为需要使用抗病毒药物的病例，发病超过 48 小时亦可使用。

50. 有哪些抗病毒药可用于人感染 H7N9 禽流感的治疗

（1）神经氨酸酶抑制剂：

1）奥司他韦（Oseltamivir）：成人剂量75毫克/次，每日2次，重症者剂量可加倍，疗程5～7天。1岁及以上年龄的患儿应根据体重给药：体质量不足15千克者，予30毫克/次，每日2次；体质量15～23千克者，予45毫克/次，每日2次；体质量不足23～40千克者，予60毫克/次，每日2次；体质量大于40千克者，予75毫克/次，每日2次。对于吞咽胶囊有困难的儿童，可选用奥司他韦混悬液。

2）扎那米韦（Zanamivir）：成人及7岁以上青少年用法：每日2次，间隔12小时，每次10毫克（分2次吸入）。

3）帕拉米韦（Peramivir）：重症病例或无法口服者可用帕拉米韦氯化钠注射液。成人用量为300～600毫克，静脉滴注，每日1次，疗程1～5天。目前临床应用数据有限，应严密观察不良反应。

轻症病例应首选奥司他韦或扎那米韦。应根据病毒核酸检测阳性情况，决定是否延长疗程。

（2）离子通道 M2 阻滞剂：目前实验室资料提示金刚烷胺（Amantadine）和金刚乙胺（Rimantadine）耐药，不建议单独使用。

表2　我国主要抗流感病毒药物比较

比较项目	帕拉米韦	奥司他韦	扎那米韦
化学类型	神经氨酸酶抑制剂	神经氨酸酶抑制剂	神经氨酸酶抑制剂
药物剂型	注射剂	口服剂	吸入剂
是否出现耐药性	未知	已出现	暂无
药物起效时间	相对较快	相对较慢	相对较慢
何时用药有效	暂无限制	发病后 48 小时内	暂无限制
国外上市时间	2009 年	1999 年	1999 年
国内上市时间	2013 年	2006 年	2010 年
个人能否自行购买	否	否	否

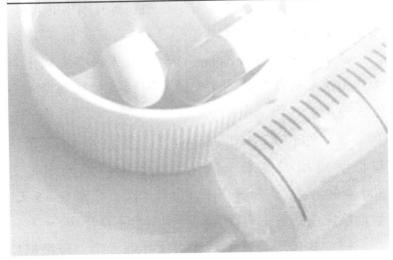

51. 帕拉米韦注射液是一种什么药物

帕拉米韦是一种新型的抗流感病毒药物，属神经氨酸酶抑制剂，现有临床试验数据证明其对甲型和乙型流感有效。根据世界卫生组织通报，H7N9属于甲型流感病毒亚型，初步试验结果显示，神经氨酸酶抑制剂或许会对该病毒起作用。由于帕拉米韦是注射剂，半衰期长，临床使用还具有起效快、持续时间长的特点。

帕拉米韦注射液研发历时有8年，2011年完成所有临床研究，2012年12月通过国家药审中心技术审评待批上市。帕拉米韦注射液在疗效上优于磷酸奥司他韦，能够有效对抗耐奥司他韦的流感病毒，且剂型为注射液，适应流感危重病人和对其他神经氨酸酶抑制剂疗效不佳病人的救治。2013年4月5日，帕拉米韦氯化钠注射液被国家食品药品监督管理总局加速批准上市。

52. 人感染 H7N9 禽流感重症病例的治疗

（1）呼吸功能支持：

1）机械通气：重症病人病情进展迅速，可较快发展为急性呼吸窘迫综合征（ARDS）。在需要机械通气的重症病例，可参照 ARDS 机械通气的原则进行。

A. 无创正压通气：出现呼吸窘迫和（或）低氧血症病人，早期可尝试使用无创通气。但重症病例无创通气疗效欠佳，需及早考虑实施有创通气。

B. 有创正压通气：鉴于部分病人较易发生气压伤，应当采用 ARDS 保护性通气策略。

2）体外膜氧合（ECMO）：传统机械通气无法维持满意氧合和（或）通气时，有条件时，推荐使用 ECMO。

3）其他：传统机械通气无法维持满意氧合时，可以考虑俯卧位通气或高频振荡通气 (HFOV)。

（2）循环支持：加强循环功能评估，及时发现休克病人。早期容量复苏，及时合理使用血管活性药物。有条件者进行血流动力学监测并指导治疗。

（3）其他治疗：在呼吸功能和循环支持治疗的同时，应当重视其他器官功能状态的监测及治疗；预防并及时治疗各种并发症尤其是医院获得性感染。

53. 中医对 H7N9 禽流感是如何辨证的

本病表证短暂，传变迅速。发病初期恶寒、发热、干咳、无痰等，继之寒战、高热、咳嗽阵作、气喘息促，而后迅速进入重危症期，持续高热、昏迷、厥脱等。可按照中医卫气营血辨证施治。

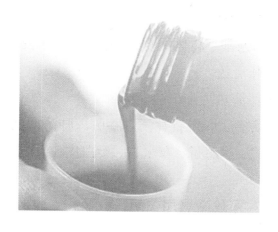

54. 中医药如何治疗 H7N9 禽流感

（1）初期：卫气同病。

症状：恶寒发热，或高热，干咳少痰，舌质偏红，苔薄黄，脉浮数。

治法：透表清气。

参考方药：小柴胡汤合羌蓝石膏汤加减。柴胡、黄芩、生石膏、青蒿、羌活、薄荷、大青叶、鸭跖草、桑叶、杏仁、大贝母、生甘草。

加减：卫分表证偏盛加荆芥、防风、白前。

中成药：双黄连口服液，疏风解毒胶囊。

（2）进展期：

1）热毒袭肺：

症状：寒战、高热，咳嗽气喘，烦躁不安，舌质红，苔黄腻，脉滑数。

治法：清热泻肺平喘。

参考方药：麻杏石甘汤合葶苈泻肺汤加减。石膏、麻黄、杏仁、葶苈子、寒水石、桑白皮、山栀、大贝母、知母、甘草。

加减：寒战高热加柴胡、黄芩、大青叶；腹胀便结加生大黄、枳实、厚朴。

中成药：莲花清瘟胶囊，痰热清注射液，热毒宁注射液。

2）气营两燔：

症状：高热不退，喘息难卧，神识昏愦，或痰中夹血，或有斑疹，舌质红或淡暗，苔黄腻或灰腻，脉细滑数。

治法：清气凉营解毒。

参考方药：清营汤合清瘟败毒饮加减。水牛角、生地黄、生石膏、熊胆粉、竹叶心、赤芍药、丹皮、黄芩、黄连、银花、连翘、桑白皮、甘草。

加减：高热大汗加西洋参。

中成药：安宫牛黄丸，醒脑静注射液，参麦注射液。

（3）危重期：内闭外脱。

症状：高热或体温不升，面色苍白，四肢厥冷，冷汗淋漓，口唇及肢体皮肤发绀，尿少或无尿，表情淡漠，意识模糊不清，脉搏细数。

治法：醒神开窍固脱。

参考方药：四逆汤合参附汤加减。附子、干姜、红参、麦门冬、山茱萸、五味子、黄芩、栀子、郁金、炙甘草。

中成药：参附注射液，生脉注射液。

（4）恢复期：气阴两伤。

症状：低热，烦渴，咳嗽咯痰，乏力易汗，胸闷气短，手足心热，食欲不振，舌质红胖或瘦，舌边有齿印，苔薄，或少苔，脉细弱或细濡。

治法：益气养阴。

参考方药：生脉饮合竹叶石膏汤加减。西洋参、麦门冬、五味子、竹叶、石膏、姜半夏、石斛、银花、甘草等。

加减：低热者加银柴胡、胡黄连、地骨皮、青蒿等；咳嗽咯痰者加用枇杷叶、杏仁、百合、川贝母等；纳差易汗者加白术、黄芪、茯苓等。

中成药：生脉口服液，川贝枇杷膏。

55. 预防 H7N9 禽流感有疫苗吗

目前还没有防止 H7N9 病毒感染的疫苗。不过人感染 H7N9 禽流感疫苗基础性研究已经启动。由于疫苗制备过程非常复杂，预计最短也要 6 ~ 8 个月才可制成，如果出现人群大规模传播，疫苗就将投入生产。

56. 公众感染 H7N9 禽流感的风险大吗

目前，仅在局部地区发现少数病例，病例的密切接触者经医学观察未发现续发病例。根据目前的有限证据推测，公众感染 H7N9 病毒的风险较低。

57. H7N9 禽流感会像 SARS 那样大面积传播吗

SARS 传染性强、传染速度快、传染人群广。相比之下，H7N9 禽流感属于散发病例，而且目前未有人传人的证据。根据目前国内观察结果判断，此次 H7N9 禽流感像 SARS 一样大面积传播的可能性很低，造成传播的风险也很小。

58. 公众如何预防 H7N9 禽流感

（1）尽量避免直接接触病死禽、畜。

（2）勤洗手、室内勤通风换气。

（3）注意营养、保持良好体质，有利于预防流感等呼吸道传染病。

（2）出现打喷嚏、咳嗽等呼吸道感染症状时，要用纸巾、手帕掩盖口鼻，预防感染他人。

59. 高危人群如何用中药预防 H7N9 禽流感

（1）中成药：玉屏风散颗粒、板蓝根冲剂、黄芪口服液。

（2）袋泡茶：银花10克、菊花10克、甘草3克,泡茶饮。

（3）中药汤剂：银花、连翘、柴胡、黄芩、防风、桔梗、炒白术、牛蒡子各10克, 黄芪、板蓝根各15克, 甘草5克。

60. 预防 H7N9 禽流感如何做好手部卫生

（1）在准备食物前、中、后，吃东西之前，上完厕所之后，处理动物或者动物排泄物，手脏时，照顾家中病人时都要洗手。

（2）手部明显肮脏时，要用肥皂和流水清洗。如非明显肮脏，用肥皂和水洗手或者使用酒精（乙醇）洁手液洗手。

61. 预防 H7N9 禽流感如何做好呼吸卫生

在咳嗽或打喷嚏时，用医用口罩、纸巾、袖子、肘部遮盖口鼻，用过的纸巾在使用后尽快扔入有盖垃圾箱，在接触呼吸道分泌物后应进行洗手。

62. 预防 H7N9 禽流感如何做好饮食卫生

尽管我们到目前为止不知道确切的病毒传播模式，遵守准备食物时的基本卫生原则是谨慎的做法。

（1）不吃病死的动物，但吃正常处理和烹调的肉是安全的。流感病毒在高温 100℃ 2 分钟就会被灭活。

（2）食用生肉及未烹调的、未洗净的菜品是高危行为。

（3）要把生肉与熟肉或者即食食品分开，以避免污染。

（4）生、熟食品不应使用同一砧板及刀具。在处理生肉和熟肉之间要洗手，要用肥皂和水彻底洗手；清洗和消毒所有与生肉接触过的家用器皿。

（5）不要食用生蛋或者半熟蛋。

63. 禽流感发生季节，鸡、鸭、鹅等禽类还能吃吗

H7N9 禽流感病毒对外界的抵抗力不强，对高温、紫外线、各种消毒剂都很敏感。在 100℃的环境下，2 分钟就会被消灭；60℃环境下 30 分钟可被消灭。所以，只要是从正规渠道购买的禽类，经过高温煮熟加工，就可以放心食用。

64. 禽流感发生季节还可以吃鸡蛋吗

同禽类肉食品一样，只要煮熟、煮透，均可以食用。但要注意，在处理蛋壳时要注意蛋壳表面是否清洁，是否有鸡粪；如很脏，要先用流水洗净，然后再剥蛋壳。处理蛋壳后要及时用流水洗手。

65. 去菜市场购物感染 H7N9 病毒的概率大吗

目前的证据显示感染者有禽类接触史，或在有禽类活动的区域工作过。所以避免接触活禽有利于预防 H7N9 病毒感染。菜市场有出售禽类的场所，避免这种场所无疑是有益的。现在，政府有关部门已采取有效措施，停止了活禽交易，关闭了菜市场中的活禽市场，这从源头上阻止了感染 H7N9 病毒的可能。

66. 有了流感样症状如何处置

一旦出现流感样症状，如头痛、发热、全身乏力、胃口差、喉咙痛、肌肉酸痛等，一定要及时去区县级以上医院的发热门诊就诊。若仅仅是流鼻涕、鼻塞、咳痰，没有发热，可能只是普通的呼吸道感染。

67. 家人感冒发热了如何排除 H7N9 禽流感

　　从目前病例来看，感染 H7N9 后都有发热症状。一旦出现流感样症状，头痛、发热、全身乏力、胃口差、喉咙痛、肌肉酸痛等症状，一定要及时去医疗机构的发热门诊就诊。若仅仅是流鼻涕、鼻塞、咳痰，而没有发热的话，暂时可以排除 H7N9 禽流感。另外，根据流感的潜伏期及现有感染病例的调查结果，H7N9 禽流感病毒潜伏期一般为 7 天以内。因此，在发病前 7 天内有禽鸟接触史或去过有活禽摊位的农贸市场，也可以帮助判断。

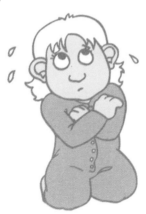

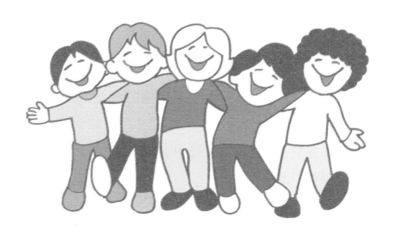

附录

1. 量体温的方法

（1）体温的种类：根据测量部位的不同，体温可以分为额温、耳温、口温、腋温、肛温。正常人的体温保持在相对恒定的状态，其正常波动范围为：口腔温度 36 ~ 37℃，直肠温度比口腔温度高 0.3 ~ 0.5℃，腋下温度比口腔温度低 0.3 ~ 0.5℃。

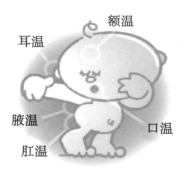

（2）体温的测量方法与影响因素（表3）：体温表有口表与肛表两种。

测体温前，先将体温表水银柱甩到35℃以下，再用酒精（乙醇）棉球消毒体温表。看体温表数字时，应横持体温表缓慢转动，取水平线观察水银柱所示温度刻度。

口腔测温法（测口温）：应在进食、喝水或吸烟后半小时进行。将表斜放于舌下，让病人紧闭口唇，牙齿不要咬合，3分钟后取出。

腋下测温法（测腋温）：先擦去腋窝的汗液，将口表有水银柱的一端置于腋窝深处，屈臂过胸将之夹紧，5～10分钟后取出。

直肠测温法（测肛温）：先将肛表水银圆端涂点油类润滑剂，再慢慢插入肛门3～5厘米，并用手扶住肛表上端，3～5分钟后取出。

体温表用完后用75%酒精消毒。腋下测温法简便、安全、卫生、舒适，现多采用此法。昏迷病人或婴幼儿可采用肛表测温。

表3　体温的测量方法与影响因素

种类	测量方法	测量时间	发热判定	影响因素
口温	放置舌下	3～5分钟	≥37.5℃	易受口中食物的影响
腋温	放入腋下	5～10分钟	≥37℃	易受流汗影响
肛温	深入肛门3～5厘米	3～5分钟	≥38℃	需小心交叉使用造成的感染
耳温	深入耳内，将外耳翼上半部向上拉或向后拉	数秒	≥38℃	1）耳道是否净空、拉直 2）使用前，是否更换新的保护套 3）依保护套不同，使用前需作矫正
额温	在休息状态下，保持干燥	数秒	≥37℃	额头是否干燥

2. 正确的洗手步骤

正确的洗手方法是个人良好卫生习惯的重要内容之一。在与病人接触后，触摸眼、口、鼻前，打喷嚏或咳嗽后，如厕后，带口罩前及摘口罩后，接触公共设施如扶手、门柄、电梯按钮、公共电话后，从外面回家后等，均应及时洗手。下面推荐一种较合理的五步洗手法：湿、搓、冲、捧、擦。

（1）湿：水龙头下将手淋湿，擦上肥皂或洗手液。

（2）搓：手心、手臂、指缝相对搓揉20秒。①掌心相对，手指并拢相互摩擦；②手心对手背沿指缝相互搓擦，交换进行；③掌心相对，双手交叉沿指缝相互摩擦；④一手握另一手大拇指旋转搓擦，交换进行；⑤弯曲各手指关节，在另一手掌心旋转搓擦，交换进行；⑥搓洗手腕，交换进行。

（3）冲：用清水将手冲洗干净。

（4）捧：手捧清水将水龙头冲洗干净，再关闭龙头。

（5）擦：用干净的毛巾或纸巾擦干，或用烘干机烘干双手。

湿

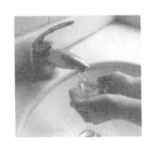

搓

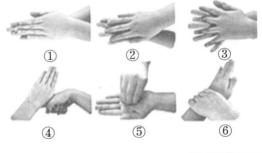

① ② ③

④ ⑤ ⑥

冲

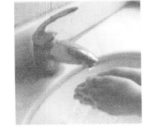

捧

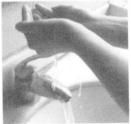

擦

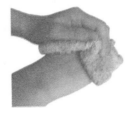

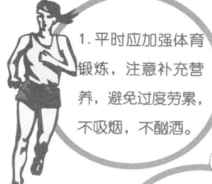

1.平时应加强体育锻炼，注意补充营养，避免过度劳累，不吸烟，不酗酒。

2.禽鸟中发现疫情时，应尽量避免与病死禽鸟的接触，食用禽肉应彻底煮熟。

3.保持室内空气流通，注意个人卫生，打喷嚏或咳嗽时掩住口鼻，清洁口鼻后应及时洗手。

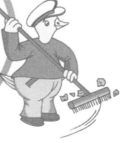